De la valeur diagnostique des symptômes oculaires, aux trois périodes de la paralysie générale.

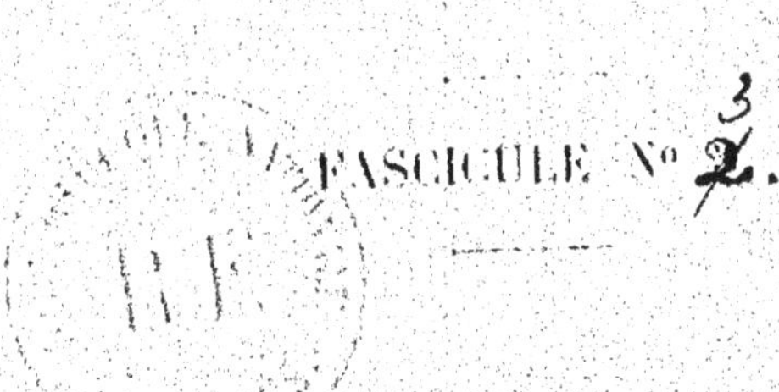

FASCICULE N° 3.

TROUBLES du FOND de l'ŒIL

PAR

Dr A. RODIET
Médecin-adjoint de l'Asile de Montdevergues

Dr F. CANS
Interne de l'Asile de Montdevergues

Dr PANSIER
Ancien chef de la Clinique ophtalmologique de la Faculté de Montpellier

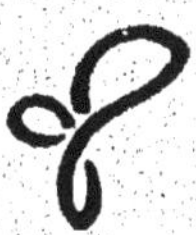

MONTPELLIER
IMPRIMERIE GROLLIER, ALFRED DUPUY SUCCESSEUR
Boulevard du Peyrou, 7

1906

TROUBLES DU FOND DE L'ŒIL

De la valeur diagnostique des symptômes oculaires, aux trois périodes de la paralysie générale.

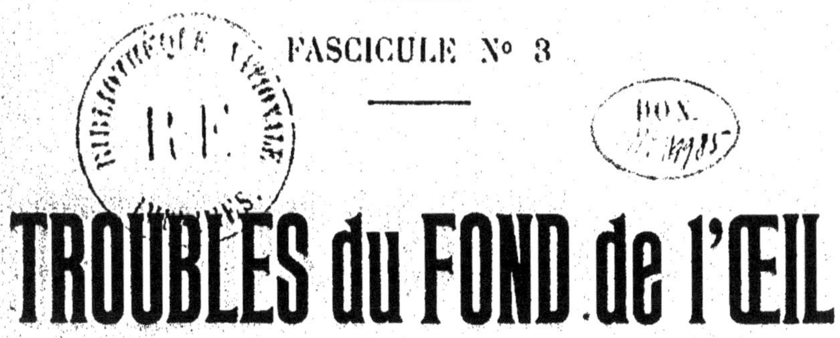

FASCICULE N° 3

TROUBLES du FOND de l'ŒIL

PAR

Dr A. RODIET
Médecin-adjoint de l'Asile de Montdevergues

Dr F. CANS
Interne de l'Asile de Montdevergues

Dr PANSIER
Ancien chef de la Clinique ophtalmologique de la Faculté de Montpellier

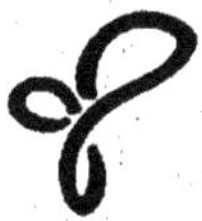

MONTPELLIER
IMPRIMERIE GROLLIER, ALFRED DUPUY SUCCESSEUR
Boulevard du Peyrou, 7

1906

INTRODUCTION

Historique

Dans le cours de la paralysie générale progressive, et plus souvent encore à la période d'état de l'affection qu'à ses débuts, se montrent des lésions intraoculaires qui jusqu'à ces derniers temps avaient peu attiré l'attention des ophtalmologistes et des aliénistes.

C'est seulement depuis quelques années que la science psychiâtrique s'est familiarisée avec les procédés instrumentaux de la clinique moderne et a utilisé, à son grand profit, l'ophtalmoscope et le microscope, s'attachant davantage à donner pour substratum à chaque affection mentale des lésions organiques, précises, indiscutables, bien plus que des analyses ingénieuses de symptômes psychiques, toujours contestables, et de grossiers symptômes physiques peu probants.

La paralysie générale progressive, qui a pourtant suscité des travaux nombreux et de grande valeur, n'a pas échappé à cette règle générale.

2

Il faut arriver, en effet, en 1877 pour voir Tardy (1) parler des altérations des nerfs crâniens dans la P. G. En 1880, A. Robin (2), dans sa thèse d'agrégation, signale, après Magnan, des lésions ophtalmoscopiques qui, selon lui, dépendraient de l'alcoolisme et n'auraient pas de rapport avec la périméningoencéphalite. Mais c'est Duterque (3), le premier, qui dans une étude très personnelle a signalé des troubles du fond de l'œil qu'il rattache à la P. G., mais qui, à notre sens, est trop affirmatif et oublie les réserves nécessaires en matière si délicate. En outre, à cette époque on était moins bien outillé et aussi moins rigoureux pour la question du diagnostic, et il est fort probable que M. Duterque a attribué à des paralitiques généraux des troubles qu'il observait en réalité sur des déments, des artérioscléreux, des alcooliques, en un mot sur des « pseudo-paralytiques généraux ». C'est, du reste, ce qui lui fait accorder une importance exagérée aux troubles circulatoires. Les auteurs qui viennent ensuite négligent bien à tort, semble-t-il, de citer son travail qui paraît consciencieux; ils s'attachent plus volontiers aux lésions purement nerveuses. Malheureusement, leurs résultats sont peu concordants.

Parmi les travaux spéciaux de date récente, nous citerons les nombreuses communications de MM. Raviart, Raviart et Keraval, Raviart et Caudron (4), les publications de M. Jof-

---

(1) Tardy, Essai sur les altérations des nerfs crâniens dans la P. G., 1877.

(2) A. Robin, Thèse d'agrég., 1880.

(3) Lésions ophtalmosc dans la P. G. (*Ann. méd.-psych.*, 1882).

(4) Keraval et Raviart, Archiv. de neurol., août 1903. — Keraval et Raviart, Congrès des méd. alién., Grenoble 1902. — Raviart et Caudron, XIIIe Congr. des méd. alién. et neurolog., Bruxelles 1903. — Caudron, Le fond de l'œil chez les P. G. et ses lésions initiales. Thèse Lille 1902.

froy et de ses élèves, Schramek et Sauvineau (1), la thèse de M. J. Galezowski (2).

Pour M. Raviart, les altérations de la papille et du nerf optique sont fréquentes et très précoces, alors que nous les avons notées bien plus nettes à la période d'état de la P. G.

Au contraire, M. J. Galezowski, qui s'appuie sur l'autorité du professeur Galezowski, son père, nous met en garde contre l'erreur qui consisterait à prendre pour des altérations pathologiques des changements de coloration fréquents dans des fonds d'yeux anormaux, mais physiologiques.

Le professeur Joffroy, lui, trouve exagérés les nombres de 80 p. 100 de fonds d'yeux altérés qu'on trouve dans les statistiques de Raviart.

En présence de ces divergences, que conclure ? Ne tiendraient-elles pas à ce fait que les observations ont été prises à des stades différents de l'affection, que, de ces auteurs différents, les uns, les ophtalmologistes, ont observé les P. G. dans la période de début des accidents nerveux alors que l'atteinte était légère, tandis que les autres, les aliénistes, n'ont généralement à s'en occuper qu'à une période avancée, après que l'internement est devenu nécessaire ? — D'autre part, ne sommes-nous pas en droit de supposer que beaucoup d'examens ont porté sur des malades qui n'étaient pas des P. G. ?

Et, tout d'abord, cela nous prouve que la question est loin d'être au point, et, ainsi, déjà se trouve justifiée la publication de notre travail.

---

(1) Joffroy, Des sign. ocul. dans la P. G. (*Archiv. de neurol.*, mai 1904).

(2) Jean Galezowski, Le fond de l'œil dans les affections du syst. nerv., (Thèse Paris, juin 1904).

A un autre point de vue, une ligne de conduite s'est imposée à nous avant de commencer ce travail. Il importait pour nous, en effet :

1° De vérifier soigneusement le diagnostic de P. G, pour être sûr que nos observations se rapportent bien à l'affection que nous avons en vue et non à toute autre affection mentale. Pour éviter toute erreur, nous nous sommes entouré de toutes les précautions nécessaires. Les commémoratifs (infections, intoxications) ont toujours été recherchés avec soin ; les analyses d'urine (albumine, sucre), le cytodiagnostic toujours pratiqués, car le fond de l'œil est un miroir qui réflete souvent le « terrain d'éclosion » de la maladie. A ce sujet, nous devons avouer que les observations de MM. Raviart et Keraval ne nous paraissent pas présenter cette garantie, car le nombre de paralytique généraux qu'ils ont en traitement est vraiment bien considérable !

2° Il nous était indispensable encore, sachant combien l'autosuggestion est possible dans ces cas, de nous assurer du contrôle d'un observateur non prévenu et compétent. M. le docteur Pansier, le savant oculiste d'Avignon, a bien voulu s'astreindre à ce travail, et nous reconnaissons toute la rigueur que notre travail devra à sa précieuse collaboration.

3° Il nous était nécessaire aussi de faire une ample provision de patience et, en face de sujets souvent récalcitrants et peu dociles, d'attendre un moment de calme plutôt que de saisir la papille « au vol », et, en outre, de répéter les examens ophtalmoscopiques.

4° Enfin de grouper les troubles observés suivant chaque période clinique de la P. G. p. et ainsi pouvoir donner des résultats comparables avec ceux des auteurs qui ont été fidèles à pareille méthode.

Nous adopterons donc l'ordre suivant :

Etude des lésions du fond de l'œil :

1° Au cours de la P. G. elle-même, et en les groupant dans chacune de ses trois périodes classiques (début, état, démence) ;

2° Dans chacune des affections qui peuvent donner lieu, au point de vue oculaire, à un diagnostic différentiel avec la P. G. à chacune de ses périodes ou de ses complications. Le docteur C. Dubos (1), dans sa thèse inaugurale, a montré quelles difficultés de diagnostic elles pouvaient susciter ;

3° A l'occasion des complications qui apparaissent durant l'évolution de la P. G. (congestion, ictus, excitation, rémission) et suivant la forme clinique spéciale qu'elle revêt : tabétiforme ;

4° De l'importance diagnostique de ces lésions découlent le pronostic et la thérapeutique, dont nous parlerons brièvement,... :

Suivant, en effet, que ces symptômes permettront le diagnostic de P. G. et qu'en même temps ils indiqueront que le paralytique général est un alcoolique, un saturnin, un tabagique, un syphilitique, ils nous permettront d'instituer un traitement rationnel et de prévoir l'amendement de certains troubles ; suivant, d'autre part, qu'ils nous feront écarter la P. G., en ne nous indiquant qu'une « pseudo-P. G. » chez des intoxiqués ou des infectés, ils nous dicteront un pronostic favorable.

---

(1) Docteur C. Dubos (de Montdevergues). Du diagnostic de la P. G. (Thèse de Montpellier, 1903.)

CHAPITRE I

Les lésions du fond de l'œil de la première période de la P. G. — Leur valeur diagnostique.

Dès 1882, Duterque, qui adoptait le système de Bouchut faisant retentir les troubles circulatoires de l'encéphale sur la circulation rétinienne en raison des connexions directes des deux systèmes, décrivait dans tous les cas de P. G. des lésions intraoculaires. Les voici par ordre de fréquence et de progression suivant la marche de la maladie :

1° Congestion papillaire et hyperhémie partielle ou totale de la rétine ;

2° Dilatation variqueuse des veines de la rétine ;

3° Thrombose et stase sanguine de ces mêmes veines ;

4° Flexuosités des veines et artères rétiniennes ;

5° Anévrysmes de ces mêmes vaisseaux ;

6° Œdème papillaire et péripapillaires ;

7° Hémorragies rétiniennes ;

8° Exsudats rétiniens péripapillaires ;

9° Atrophie de la papille, aboutissant final du processus morbide.

Bien que l'ordre d'apparition de ces lésions nous paraisse établi artificiellement par Duterque, et que bien souvent nombre d'entre elles coexistent au lieu de se succéder, bien que d'autre part il nous paraisse attribuer une importance exagérée aux lésions vasculaires, il est trop évident qu'elles existent et qu'elles méritent d'être décrites. Nous ne leur attribuerons pas toutefois une valeur diagnostique trop absolue ainsi que l'ont fait certains auteurs.

CONGESTION PAPILLAIRE. — HYPERHÉMIE NEURO-RÉTINIENNE (Obs. I, XII, XIII, XXXII, XXXV.)

Pour Bouchut, la congestion papillaire, s'accompagnant d'hyperesthésie rétinienne avec photophobie et douleurs périorbitaires, était l'indice d'une forte congestion cérébrale et d'un commencement de méningite. Ces troubles existent aussi dans la migraine simple. L'ophtalmoscope décèle une papille turgescente, rosée ou rouge foncée, en passant par toutes les nuances intermédiaires.

Les vaisseaux capillaires, augmentés de volume, sont plus visibles et plus nombreux qu'à l'état normal. Les veines, surtout si l'hyperhémie est passive, apparaissent sombres, gorgées, tortueuses, et souvent animées de pulsations.

Ce phénomène du *pouls veineux, observé fréquemment au début de la P. G.* par le docteur Abadie, n'est pas forcément lié aux troubles circulatoires de l'encéphale, car ce trouble existe chez les gens les mieux portants.

FLEXUOSITÉS VEINEUSES

A l'état de santé, on les observe chez les sujets blonds dont l'œil est peu pigmenté. Dans ce cas, la macula présente une coloration rouge foncée, tranchant sur les parties voisines, de sorte que, si on ne songe pas à cette particularité, on peut croire à une hémorragie.

ANÉMIE NEURO-RÉTINIENNE

Pâleur du disque papillaire, amincissement des artères, aspect diaphane de la colonne sanguine avec une diminution de l'acuité visuelle pouvant aller, dit A. Robin, jusqu'à l'anesthésie totale, sont des signes peu fréquents dans la P. G. On rencontre ce trouble chez les épileptiques (Jackson), dans le spasme vasculaire qui précède les accès d'agitation de la manie, dans la mélancolie (de Græfe, Sœmisch, et nous-même), dans la P. G. à forme mélancolique (une de nos femmes).

DILATATION ET FLEXUOSITÉS VARIQUEUSES DES VEINES RÉTINIENNES

Elles se font remarquer par la saillie et le relief des veines centrales, qui semblent ne plus faire partie intégrante de la papille et se trouvent placées sur un plan antérieur, « comme si on les voyait à travers un stéréoscope » (Duterque). Aucune valeur diagnostique ne peut être attribuée à ces signes que nous rencontrons aussi chez des imbéciles, des déments, des maniaques agités et fréquemment chez des alcooliques.

SCLÉROSE PÉRIVASCULAIRE

Cette sclérose atteint la paroi des vaisseaux neuro-rétiniens. M. Magnan, qui l'a signalée chez les P. G., en fait le point de départ du processus atrophique qui, à la troisième et quelquefois dès la période d'état de méningo-encéphalite diffuse, frappe le nerf optique.

ANÉVRYSMES MILIAIRES DE LA RÉTINE
OEDÈMES PAPILLAIRES ET PÉRIPAPILLAIRES
(Décrits par Bouchut chez deux P. G. à la première période)

D'après Duterque, la papille « ressemble à un disque

lunaire dont les contours sont masqués par un réseau de nuages blanchâtres.» Nous avouons avoir rencontré ce symptôme moins souvent (Observation I, XVIII) que M. Duterque, qui lui attribue une grande importance pour le diagnostic de la première période de la P. G. Pour nous, ce symptôme paraît beaucoup plus se rapprocher de l'anémie neuro-rétinienne que de la congestion papillaire simple.

ATROPHIE DE LA PAPILLE

Nous ne faisons que mentionner ce symptôme, qui ne commence guère à apparaître qu'à la deuxième période pour se montrer d'une façon à peu près constante à la troisième période de la P. G., alors que les phénomènes phlegmasiques ont fait place au processus dégénératif.

CHORIORÉTINITE. — HÉMORRAGIES RÉTINIENNES

Les taches rouges, rouge jaunâtre, ou brunâtres que l'on observe sur la choroïde des P. G sont toujours le fait de lésions hémorragiques (observation V), bien en accord avec le processus inflammatoire que les symptômes précédemment étudiés nous montrent constamment à la première période de la P. G.

Ces hémorragies peuvent s'observer :

1° Dans la chorio-rétinite hémorragique due à la syphilis. Une forme assez fréquente de choroïdite maculaire syphilitique se reconnaît à l'existence d'un piqueté grisâtre ou rouge sombre, d'abord peu apparent, et souvent limité à la région maculaire.

2° Dans les lésions vasculaires de l'artériosclérose qui produisent des hémorragies diffuses de même aspect.

3° Dans les affections rénales, où les taches hémorragiques

sont, en général, petites, disséminées, punctiformes ou en flammèches. Elles forment souvent, autour de la papille et à une certaine distance, une couronne de points rouges prenant une disposition radiée.

Ces hémorragies de la rétinite brightique hémorragique sont moins volumineuses que lorsqu'il y a thrombose de la veine centrale. Elles s'accompagnent en outre de lésions papillaires et rétiniennes : taches blanches disposées en collerette ou en demi-lune autour de la région maculaire. L'aspect de ces lésions est le même dans le diabète et l'albuminurie : l'examen chimique des urines est le seul moyen qui permette de fixer le diagnostic. Notons que les nombreux auteurs qui ont analysé les urines des P. G. n'y ont jamais rencontré de glycose.

Cette chorio-rétinite se traduit aussi, mais surtout à la période d'état et à la période démentielle, par :

1° Des taches blanches disséminées qui, d'après Morax, seraient souvent le premier signe révélateur de la syphilis ;

2° Des taches jaunes ou jaunâtres, qui auraient la même valeur ;

3° Des taches noires, qui seraient la conséquence d'un dépôt dans la rétine de granulations pigmentaires empruntées à la choroïde ou à l'épithélium de la rétine dont la nutrition est assurée par la choroïde. Morax prétend que ces taches noires n'existent que dans la rétinite pigmentaire syphilitique. Ces taches se trouvent plutôt à la périphérie du champ papillaire qu'au voisinage de la papille.

On peut, enfin, trouver des tubercules de la choroïde qui n'ont d'autre valeur que de diagnostiquer une tuberculose fréquente à la période cachectique de la P. G.

En somme, à cette p[illegible]ode de début, c'est surtout à des phénomènes congestifs [illegible]e nous avons affaire. Ces lésions sont bien en accord avec les phases d'excitation psychique du début de la P. G., et semblent plutôt devoir être attribuées aux infections ou intoxications étiologiques (syphilis, alcool plomb, tabac ..), qu'à l'évolution même de la P. G. Elles doivent toutefois, lorsque nous les constatons, nous mettre en garde contre cette éventualité.

CHAPITRE II

Les lésions du fond de l'œil à la période d'état de la P. G.

1° États congestifs, choriorétinite décollement de la rétine (Observations : de XI à XX inclusivement)

C'est surtout à la période d'état de la P. G. — et cela se comprend bien — que nous rencontrerons les lésions oculaires les plus caractéristiques. Les divergences d'opinions que nous avons déjà relevées chez les principaux auteurs modernes qui se sont occupés de la question, se rapportent pourtant aux symptômes observés à ce stade de l'affection.

Malgré la réserve que nous avons faite, c'est M. Raviart et ses collaborateurs qui nous paraissent avoir le mieux décrit ces lésions, décelables à l'ophtalmoscope, et en avoir vérifié la réalité par des examens anatomo-pathologiques complets.

Les indications fournies par les statistiques étant absolument contradictoires, nous avons voulu les établir avec la méthode rigoureuse que nous avons exposée au début de notre travail. Sous le contrôle du docteur Pansier, nous avons à plusieurs reprises pratiqué l'examen ophtalmosco pique des 35 malades qui font l'objet de nos observations. D'autre part, M. le docteur Bricka., le très distingué chef des travaux d'anatomie pathologique à l'Ecole de médecine de Marseille, a bien voulu se charger de minutieuses recherches histologiques sur une de nos malades décédée (Obs. XX) et nous a démontré que tel état de la papille, en apparence peu accentué et cliniquement discutable, répondait en réalité à des lésions histologiques qui établissent le bien-fondé d'une interprétation pathologique, contrairement à l'opinion de J. Galezowski qui fait de la décoloration papillaire un état très voisin de l'état physiologique.

Nous diviserons notre étude des troubles du fond de l'œil en deux chapitres :

1° Etude des symptômes peu caractéristiques et variables, tirés des vaisseaux, de la papille et de la rétine, symptômes que nous avons déjà examinés au premier stade de la P. G. ;

2° L'atrophie optique qui est en train de se constituer à la période d'état. Nous la voyons évoluer en effet, à partir de la névrite (congestion), de la période de début jusqu'à l'atrophie définitive (disparition des fibres nerveuses), de la période démentielle terminale, en passant par la névrite atrophique, qui correspond à la dégénérescence graduelle de la fibre nerveuse étouffée par l'hyperplasie scléreuse du tissu conjonctif.

SYMPTÔMES DÉJÀ ÉTUDIÉS A LA PÉRIODE DE DÉBUT DE LA P. G.

Ces symptômes peuvent tous se retrouver à la deuxième période de la P. G. Dans ce cas, ils indiquent d'ordinaire une évolution plus lente des lésions intraoculaires, qui persistent ainsi plus longtemps. Les lésions vasculaires, la réplétion, les sinuosités et les variquosités des vaisseaux n'ont pas de signification diagnostique plus grande qu'à la première période. Il en est de même pour l'œdème pupillaire, pour les rétinites avec hémorragies, les taches de choroïdite, indices de stase sanguine et qui doivent tout au plus nous faire soupçonner l'évolution d'une P. G.

MM. Keraval et Raviart ont, en outre, signalé le décollement de la rétine, signe rare puisque nous ne l'avons jamais observé et que nous attribuerons plus volontiers à un traumatisme, à de la myopie, ou bien encore à l'infection syphilitique, plutôt qu'à la péri-méningo-encéphalite diffuse.

Dans le chapitre suivant, nous étudierons avec plus de détails la névrite atrophique et son aboutissant, l'atrophie papillaire, qui sont deux symptômes bien plus importants de la période d'état de la P. G. et aussi de la période terminale.

CHAPITRE III

Les lésions du fond de l'œil à la période d'état de la P. G.
(Suite)

1° Névrite atrophique et atrophie optique. - troubles fonctionnels concomitants
(Obs. XI-XX inclus).

M. Raviart nous paraît avoir vu juste quand il s'est attaché à décrire, comme étant le fait de la P. G. confirmée, les états successifs du processus dégénératif que subit la papille sous les dénominations de papille *floue*, indécise, de papille *lavée*. Nous désignerons ces états sous le vocable plus général de *névrite atrophique*, indiquant ainsi la marche des phénomènes névritiques vers l'atrophie ; pour nous, entre la papille floue et la papille lavée il n'y a qu'une question de degré, le processus restant le même.

Et, d'abord, nous devons nous demander si nous n'avons pas affaire à des reliquats scléreux de congestions répétées, dues à l'infection ou l'intoxication ? Evidemment non, car dans ce cas, une fois la cause toxique ou infectieuse écartée, ou bien la papille redevient normale, ou bien les lésions névritiques n'accusent aucune tendance à progresser et restent stationnaires. Ce sont là des constatations d'observation courante.

En second lieu, il est une autre question qu'il nous est nécessaire de nous poser : avons-nous le droit de considérer comme répondant à des états pathologiques constants du du nerf optique et de la rétine, les aspects flous ou lavés de la papille, notre névrite atrophique en somme ? N'avons-nous pas affaire à de simples vues de l'esprit ?

Mieux que toute dissertation, l'étude anatomo-pathologique de Magnan, citée par Robin, les examens histologiques de Raviart et Caudron, celui de Bricka nous montrent la correspondance de ces aspects notés par le clinicien avec des lésions constantes et peu variables.

M. Magnan, d'observations probantes, conclut que ces troubles oculaires relèvent d'un processus scléreux à début périvasculaire, parfois précédé d'hyperhémie. L'atrophie papillaire serait consécutive, pour ainsi dire secondaire. C'est ce qui a permis à certains auteurs de dire que ces lésions n'appartiennent pas en propre à la P. G., mais dépendraient de l'alcoolisme et affecteraient un certain rapport avec l'artériosclérose.

Nous ne retiendrons des observations de M. Magnan que les constatations anatomo-pathologiques : réduction jusqu'au tiers de leur volume des nerfs optiques, l'atrophie du chiasma et des bandelettes optiques, l'absence de myéline autour des cylindraxes, l'apparition d'une gaine scléreuse annulaire entourant le nerf et envoyant dans son épaisseur de larges cloisons de tissu conjonctif qui étouffent de rares tubes nerveux, l'épaississement considérable des parois vasculaires.

Pour ce qui est des explications pathogénétiques de M. Magnan, nous ne saurions les prendre en considération, car s'il est des formes de P. G. où les troubles dégénératifs sont secondaires à la congestion, à la périvascularite dont parle Magnan, il en est d'autres, comme nous l'avons entendu souvent enseigner par le professeur Mairet, où les troubles sont dégénératifs d'emblée, où le processus dégénératif est primitif et par conséquent ne saurait être consécutif à l'hyperhémie de l'alcoolisme. Si donc, dans quelques cas, la névrite atrophique a pour point de départ des phénomènes de stase qu'on peut aussi bien attribuer à l'alcoolisme qu'à la P. G. à forme congestive, il est des cas plus nombreux encore où cette névrite atrophique, et par conséquent la papille floue ou lavée, doivent indubitablement relever de l'évolution même du syndrome « paralysie générale. » C'est pour ce motif que nous en faisons des symptômes de P. G.

Plus récemment, MM. Raviart et Caudron, dont les constatations histologiques ont été confirmées par celles de M. Bricka, sans rien préjuger sur l'origine de ces troubles ni sur leur mécanisme initial, nous ont décrit les lésions qu'ils ont découvertes à l'aide des méthodes les plus récentes et les plus délicates de l'histologie pathologique moderne, dans les cas où encore on se trouvait en face de névrite atrophique (papille lavée ou floue) constatée à l'ophtalmoscope. Ils ont trouvé la rétine plus ou moins altérée par la prolifération des éléments conjonctifs et névrogliques et par celle des fibres radiées. Dans les cas les plus avancés, les cellules ganglionnaires disparaissent. La papille est infiltrée par des éléments conjonctifs et névrogliques, dont le nombre varie avec le degré de la lésion. Quand la papille présente l'aspect flou, on trouve, bien que les faisceaux de fibres nerveuses soient à peu près intacts, des cloisons formées par des cellules de nouvelle formation qui séparent ces faisceaux nerveux et puis vont se rencontrer près de la membrane limitante interne et au pourtour des vaisseaux. Quand les lésions sont plus avancées, que l'atrophie s'annonce prochaine, les cellules conjonctives et névrogliques sont tellement abondantes que les fibres nerveuses ne sont plus visibles.

Les constatations de M. Klippel (1) sont identiques.

Ces recherches établissent l'identité des lésions dans la névrite atrophique et dans l'atrophie optique complète ; il n'y a que des différences de degré.

Ces symptômes existent donc bien au cours de la P. G. confirmée ; d'autre part, leur nature est bien établie et il est certain pour nous que ce sont là des signes dus à l'évolution propre de la P. G. et non pas à l'évolution de troubles conditionnés par les causes étiologiques de la P. G. (alcoolisme, syphilis).

Nous ne dirons pas grand'chose de l'aspect de cette papille *lavée* que nous avons longuement décrite dans plusieurs de nos observations (Voir obs. IV, V, XXI, XXVI, XXVII, XXXII) : les bords de la papille sont estompés, peu précis, *flous*, les vaisseaux ont conservé le calibre habituel, mais la coloration n'est plus la teinte rosée normale, elle est devenue d'un coloris terne, louche, blanchâtre. Peut-être est-ce là le trouble que Robin appelait *anémie neuro-rétinienne* et qu'il considère comme succédant à l'hypethémie et précédant l'atrophie. Dans tous les cas, ainsi que nous l'avons constaté après Raviart et Caudron, la névrite atrophique ne s'accompagne pas de diminution de l'acuité visuelle ni de rétrécissement du champ visuel.

Le processus atrophique, nous l'avons dit et le plus grand nombre des auteurs modernes sont de notre avis, peut être primitif ou secondaire : dans la majorité des cas, il est primitif, c'est-à-dire conditionné par des phénomènes de désintégration protoplasmique, dégénératifs dès leur début apparent et partant sur l'ensemble du tissu nerveux, centres et nerfs périphériques (Obs. IV, V, VII, XVIII, XXII, XXIII,

---

(1) Klippel, Les lésions histologiques de la P. G. (Congrès de méd. alién. et neurol. Bruxelles, 1902).

XXV, XXXII, XXXIV). Les auteurs sont loin d'être d'accord sur la valeur diagnostique de ce caractère. Nous-même n'y attachons aucune importance, le seul fait de constater de la névrite atrophique étant pour nous un signe de présomption très grande, bien que non absolu, en faveur de la P. G. Peu nous importe qu'elle soit primitive ou secondaire, quand nous avons noté son aggravation, le malade étant placé dans les conditions hygiéniques les plus favorables.

Nous verrons que l'atrophie papillaire, en train de se constituer ou définitivement réalisée, est fréquente aussi au cours du tabes et de la sclérose en plaques.

Cliniquement, la marche vers l'atrophie, dans la P. G., s'apprécie à la décoloration de la papille, visible à l'ophtalmoscope.

La décoloration commence d'ordinaire par le côté temporal de la papille, et s'étend peu à peu, jusqu'à ce que le disque papillaire devienne blanc et nacré et à bords nets comme dans l'atrophie tabétique, bien que pour certains auteurs il y ait cette différence essentielle au diagnostic que, dans la P. G., l'excavation centrale est plus marquée et la trame du tissu conjonctif plus visible (Obs. V, XV, XXVII, XXXI). La couleur de la papille atrophiée, dans la P. G., peut prendre des teintes non toujours identiques dans des cas semblables : quelquefois blanc bleuâtre, blanc nacré, elle peut se présenter aussi avec une teinte crayeuse, blanc grisâtre. Mais, à l'exemple de Brun et Morax, nous considérons comme artificielle la différence entre l'atrophie « blanche » et l'atrophie « grise » ; on ne saurait en tirer aucun élément de diagnostic.

Le développement de l'atrophie s'accompagne de troubles visuels, qui sont loin de lui être parallèles, et, par leur bénignité, sont en contradiction avec la gravité des lésions du nerf optique. Nos observations donnent un démenti formel à Mobèche, qui aurait noté l'affaiblissement de l'acuité visuelle chez la plupart de ses malades, amblyopie d'abord légère, qui s'aggraverait jusqu'à l'amaurose complète. Nous affirmons n'avoir jamais vu un seul amaurotique, sur un très grand nombre de paralytiques généraux que nous avons eu l'occasion d'examiner à tous les stades de leur affection mentale, dans trois asiles différents.

Billod nous paraît plus près de la vérité quand il relate 3 cas seulement de cécité sur 100 paralytiques généraux observés.

Klein fait même, de cette conservation de la vue, un élément de diagnostic différentiel d'avec l'alcoolisme chronique, où la vision est souvent troublée ; nous ajouterons : d'avec le tabes surtout, où la cécité est amenée en quelques mois par l'atrophie.

Dans la majorité des cas, l'évolution rapide de la méningo-encéphalite diffuse est probablement cause, par ses complications subites (ictus, infection surajoutée), que les malades succombent avant que la lésion du nerf optique en soit arrivée à l'atrophie complète. Dans les très rares cas où le malade succombe longtemps après le début de son affection, on se trouve en présence d'un processus dégénératif très lent, auquel participe aussi le nerf optique dont l'atrophie marche ainsi fort lentement. Il en résulte que les troubles visuels sont toujours peu accusés.

D'autres causes qui expliquent la faible atteinte de l'acuité visuelle dans la P. G. sont les suivantes :

1° L'atrophie incomplète de la papille ; on observe très rarement la papille entièrement plate et crayeuse, ne laissant plus apparaître de vaisseaux, comme cela existe dans le tabes (Obs. XIV, XXI, XXIX) ;

2° L'atteinte inégale des deux yeux : les lésions, quoique bilatérales, sont généralement moins accusées dans un œil que de l'autre côté (Obs. VI, IX, XI, XVI, XIX, XXVIII, XXX).

En présence d'une cécité complète avec atrophie optique, on doit donc toujours rechercher, comme le recommande Galezowski, s'il n'y a pas association du tabes et de la P. G., association fréquente d'après les travaux de MM. Rabaud et Joffroy. De même, lorsqu'il y a hémianopsie, ce qui est rare, il y a lieu de se demander avec Charcot s'il ne s'agit pas de migraine ophtalmique surajoutée à la P. G.

D'autres troubles fonctionnels fréquents, pour ne pas dire constants, au cours de la P. G. confirmée, sont représentés par le rétrécissement du champ visuel, qui est concentrique, et par le rétrécissement pour les couleurs, qui est concentrique au rétrécissement pour le blanc. L'abolition de la perception des couleurs et la dyschromatopsie sont très rares.

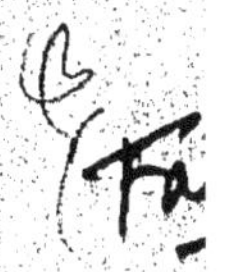

Morax a signalé l'importance qu'avaient l'examen du champ visuel et de la perception colorée ; on peut ainsi dépister un processus atrophique au début, alors que la décoloration papillaire n'est pas encore assez nette pour qu'on puisse conclure à l'atrophie optique.

CHAPITRE IV

Etude des lésions intraoculaires et des troubles fonctionnels dans les affections qui donnent lieu au diagnostic différentiel avec la P. G. et au cours des accidents de la P. G.

C'est d'abord avec les troubles visuels du *tabes* qu'il faut faire la distinction, d'autant plus que la P. G. peut être tabétiforme.

Nous avons déjà parlé de l'atrophie de la papille, qui est d'un blanc pur, brillant, nacré, et de la disparition des vaisseaux capillaires, atrophie s'accompagnant d'une diminution considérable de l'acuité visuelle évoluant rapidement vers la cécité, au contraire de ce qu'on observe chez les P. G

Chez les tabétiques, nous trouvons un rétrécissement du champ visuel, prenant la forme de secteurs périphériques dont les sommets convergent avec le point de fixation. Dans le champ de la vision colorée on remarque un rétrécissement rapide portant d'abord sur le vert et le rouge se manifestant avant toute altération ophtalmoscopique.

La dyschromatopsie existe presque toujours et à la fin l'achromatopsie. L'atrophie papillaire tabétique ne s'observe guère qu'à la période préataxique de l'affection et elle a la valeur d'une métastase, car, dès qu'elle est réalisée, le tabes cesse d'évoluer et les malades restent pendant toute leur existence à la période préataxique. En d'autres termes, ce sont des aveugles chez lesquels l'incoordination ne survient presque jamais (Bénédict, Déjerine).

L'atrophie papillaire ne survient pas chez les sujets arrivés à une période déjà avancée du tabes et qui jusque-là n'ont pas présenté de manifestations intraoculaires.

En face des symptômes oculaires de la période terminale de la P. G., nous mettrons en regard le tableau oculaire du tabétique arrivé, lui aussi, à la troisième période de son affection.

Dans la *sclérose en plaques* c'est la névrite qui précède les autres symptômes. L'examen ophtalmoscopique est rendu très difficile par les spasmes et la paralysie des muscles de l'œil et par le nystagmus. On peut cependant noter comme altérations du fond de l'œil :

1° L'atrophie incomplète, quelquefois complète du nerf optique. Mêmes caractères que dans le tabes, mais plus rare;

2° La décoloration incomplète de toute l'étendue de la papille. Anémie, mais non atrophie;

3° La décoloration complète du segment temporal de la papille, qui paraît ainsi divisée en deux parties, la portion externe blanc nacré et atrophiée, la portion interne d'aspect normal ; ces deux parties présentent une ligne de démarcation tracée par de petits vaisseaux;

4° La névrite optique, rare, avec les caractères de la névrite descendante de la méningite. D'abord la papille est rouge, hyperhémiée, puis elle devient floue et se couvre d'exsudats blanchâtres. Les vaisseaux sont floconneux et dilatés. Quelquefois foyers de névrite atrophique secondaire.

5° Les troubles visuels correspondants, qui sont analogues à ceux que l'on rencontre dans la névrite rétrobulbaire toxique, c'est-à-dire qu'il y a scotome central complet ou incomplet. Le scotome est complet quand le malade ne voit rien dans la direction de son regard, mais seulement autour du point qu'il fixe ; il est incomplet, quand la vision centrale du blanc et du noir est conservée, tandis que la vision centrale des autres couleurs est abolie. Il y a encore de la dyschromatopsie, le plus souvent c'est la perception du vert qui est abolie.

En résumé, les troubles de la vision des couleurs sont aussi fréquemment observés que dans le tabes ; ils existent beaucoup plus souvent que dans la P. G.

Les lésions intraoculaires permettent de faire le diagnostic de la P. G. au début avec la *neurasthénie* qui ne présente pas de lésions du fond de l'œil. Les troubles visuels de la neurasthénie sont les suivants : mouches volantes.

Dans la *névrite optique syphilitique* on trouve la papille légèrement saillante, avec un aspect sale, strié, quelquefois verdâtre et surtout des contours peu nets, dernier signe qui acquiert le plus d'importance dans les cas légers. Les artères sont étroites, les veines volumineuses, dilatées et flexueuses.

Dans l'*albuminurie*, les troubles papillaires peuvent être identiques, mais en outre on constate des lésions rétiniennes consistant en hémorragies ou en foyers blanchâtres de dégénérescence. L'analyse des urines est un complément nécessaire.

Dans les *névrites toxiques* (tabac, alcool, fièvre typhoïde, etc.), on peut observer de l'amblyopie, et lorsque l'affection est arrivée à un degré avancé une légère pâleur portant principalement sur le segment temporal de la pupille, sans aucune lésion vasculaire, sauf quelquefois un peu de dilatation vasculaire dans l'alcoolisme chronique.

En outre, malgré cette absence de lésion ophtalmoscopique, on note un scotome central, complet ou incomplet, qui disparaît lentement à mesure que la vision s'améliore si on supprime l'agent toxique ou infectieux.

Les *tumeurs cérébrales* nous offrent à considérer, après une courte période de congestion avec œdème, un signe ophtalmoscopique pathognomonique : la stase papillaire, la « Stauungspapille » des auteurs allemands.

La papille prend la forme d'un chapeau de champignon vu par sa face supérieure. Elle est bombée et fait saillie en avant de l'orifice sclérotical, saillie atteignant 1 ou 2 millim. et se présentant sous l'aspect d'un bourgeon jaunâtre et radié, dont les bords recouvrent comme d'un bourrelet les régions avoisinantes de la rétine et de la choroïde. Au pourtour, les vaisseaux disparaissent sur un court trajet, ou bien ils forment un coude, un circuit pour contourner le champignon papillaire. Tout autour de la papille s'aperçoivent des exsudats blanchâtres, des flammèches et des hémorragies comme dans la rétinite albuminurique ou glycosurique.

La « Stuungspapille » donne au fond de l'œil un aspect tellement caractéristique qu'en l'absence de ce signe on ne peut affirmer une tumeur cérébrale. Ce signe a pour nous une grande valeur, car les autres signes de la tumeur cérébrale peuvent exister dans la P. G.

Un autre élément de diagnostic qui permet d'affirmer la *nature spécifique de ces tumeurs* est l'épreuve du traitement mercuriel, qui peut amener la guérison complète et la rétrocession des lésions dans ce cas.

Avec les *méningites* nous entrons dans l'étude des affections qui peuvent évoluer pour leur propre compte, mais qui peuvent aussi être des lésions ou des complications dépendant de l'évolution de la P.G. Les méningites aiguës ou tuberculeuses ne seront pas examinées par nous, car elles ne prêtent à aucune incertitude dans le diagnostic. La *méningite chronique*, au contraire, si fréquente dans la P. G., dans la sclerose en plaques, dans la syphilis, dans l'alcoolisme, mérite qu'on s'y arrête. Les troubles de la vue et de l'appareil visuel diffèrent suivant le siège, la nature et les dimensions de la plaque méningitique. Si cette plaque, volumineuse, amène une augmentation de la pression intracrânienne et si elle siège à la base du cerveau, elle peut amener la cécité par pression directe. Le plus souvent, le processus intéresse aussi bien le chiasma que les deux nerfs optiques et dès lors il y a atrophie papillaire double. Si la lésion portait seulement sur un côté du chiasma, il y aurait : 1° atrophie complète du nerf optique correspondant, et 2° atrophie partielle de l'autre nerf, dont les fibres internes sont atteintes. Ainsi s'explique l'abolition du champ visuel du côté atrophié et l'hémianopsie du côté opposé.

La perception des couleurs est conservée.

La *pachyméningite hémorragique* fait partie, elle aussi, des lésions anatamo-pathologiques de la P. G. L'hémorragie des méninges, qu'elle soit enkystée ou qu'elle soit libre entre les deux feuillets, s'accompagne des signes ophtalmoscopiques suivants : œdème de la papille, avec quelquefois hémorragies du nerf optique, le sang ayant fusé le long des gaines périfasciculaires.

L'*hémorragie cérébrale*, dont on connaît la fréquence et l'action meurtrière au cours de la P. G., serait annoncée, au dire de Bouchut, par des hémorragies rétiniennes ou conjonctivales répétées. Nous avouons n'avoir jamais eu l'occasion d'observer ce signe précurseur des ictus. Tout dernièrement, cependant, M. le professeur Tédenat nous a dit avoir fait pareille observation à Lyon, durant son internat.

Dans le *ramollissement cérébral*, on peut voir une embolie de l'ophtalmique et de l'artère centrale de la rétine entraîner la cécité subite d'un œil.

Pour nous résumer, nous dirons qu'à cette période d'état de la P. G., nous avons affaire à deux catégories de lésions et de troubles intraoculaires d'inégale valeur diagnostique :

1° Ceux que nous avons déjà examinés à la première période qui, sans se rattacher au syndrome paralytique général vrai, ont une importance pronostique considérable, et donnent des indications thérapeutiques précieuses ;

2° Ceux qui sont propres à la période d'état (névrite atrophique, atrophie, faible atteinte de l'acuité visuelle, rétrécissement du champ visuel...), et ainsi ont une valeur diagnostique et pronostique plus grandes, bien que l'action thérapeutique, dans ce cas, soit plutôt illusoire, comme nous l'examinerons plus loin.

CHAPITRE V

Les lésions du fond de l'œil à la troisième période de la P. G. et pendant les rémissions

Entre les troubles oculaires de la deuxième période et ceux de la troisième, il n'y a pas de différence, ni au point de vue du nombre ni de la qualité. On ne peut noter qu'une aggravation, car les lésions du fond de l'œil évoluent parallèlement aux lésions du cerveau, et se montrent ainsi sous la dépendance d'un même processus morbide.

Mais, ainsi que nous l'avons dit, l'atrophie papillaire complète n'est pas l'aboutissant obligé des lésions oculaires de la P. G.

S'il arrive souvent, surtout après des ictus, que l'affection passe rapidement de la période d'état où le malade est encore valide, à la période terminale où le dément paralytique est alité et gâteux (Voir Obs. XXX), ce n'est pas le règle qu'une modification papillaire très appréciable se produise, séparant nettement les deux stades de l'évolution pathologique.

Certains malades, même jusqu'à la fin, ont non seulement l'acuité visuelle et le champ visuel intacts, mais encore ne sont pas atteints de lésions ophtalmoscopiques.

Il n'est pas douteux cependant que, plus souvent encore à la troisième période qu'à la période d'état, on trouve chez les P. G. les altérations décrites au précédent chapitre, altérations plus ou moins accusées suivant les malades.

On peut résumer de la façon suivante le résultat de nos observations sur l'examen du fond de l'œil chez les P. G. à la troisième période : les troubles papillaires, quelquefois stationnaires plus ou moins longtemps, atteignent l'œil indemne ou peu touché jusque-là, parviennent à un stade assez avancé de névrite atrophique et quelquefois, mais plus rarement, réalisent une atrophie grise complète (Obs. XXI, XXII, XXIII, XXV, XXVII, XXVIII, XXIX, XXX). Nous répétons que les troubles amblyopiques légers progressent peu, malgré que les lésions oculaires s'accusent. Le paralytique général meurt toujours avant d'être aveugle.

Les ictus, toujours aggravants, de cette période, laissent après eux souvent des hémorragies rétiniennes et une exacerbation des symptômes précédemment constatés (Obs. I, XXI, XXX, XXXII, XXV).

En revanche, aussi bien à la période terminale qu'au début où à la période d'état, une *rémission*, même courte, dans la marche de la maladie, s'accompagne d'un arrêt d'évolution et même d'une amélioration de phénomènes oculaires, soit subjectifs, soit ophtalmoscopiques. Mais il n'y a jamais régression totale des lésions qui, par leur persistance, indiquent la présence d'un processus morbide, qui sommeille, mais est prêt à se réveiller à la moindre incitation (Obs. XXXI, XXXII, XXXIII, XXXIV, XXXV).

CHAPITRE VI

De l'importance des troubles intraoculaires au point de vue du traitement de la P. G.

De ce que le traitement de la P. G. ne donne ordinairement que des résultats manifestement insuffisants, il n'en résulte pas que le médecin doive abandonner le malade sans aucun soin.

Il nous semble, au contraire, qu'un diagnostic plus rigoureux, plus détaillé, doive nous conduire au choix de traitements plus judicieux, partant plus efficaces que ceux employés jusqu'à ce jour.

L'analyse rigoureuse des symptômes intraoculaires nous permet d'abord de séparer la P. G. d'autres affections plus ou moins curables, en second lieu de déceler les causes efficientes ou adjuvantes (syphilis, alcool, infections) du syndrome paralytique et de les traiter ainsi au début avec les meilleures chances de succès, enfin d'en prévoir certaines complications qu'on peut dès lors prévenir ou enrayer.

A ce sujet, nous signalerons avec Dupré le peu d'efficacité du traitement spécifique dans les cas de P. G. confirmée et les inconvénients qu'il peut y avoir à l'emploi de l'iodure.

Le traitement mercuriel n'en reste pas moins indiqué dans

les cas où, au début d'une P. G., les symptômes intraoculaires nous démontrent l'existence de la syphilis.

Il est évident que ces traitements symptomatiques ne devront pas nous faire oublier que dans la P. G. existe un processus dégénératif qui mérite des soins spéciaux.

Le traitement local des troubles du fond de l'œil dans la P. G. se réduit à peu de chose. Au cas de lésions syphilitiques choroïdiennes ou d'hémorragies rétiniennes persistant après des ictus, on peut avoir recours avec prudence aux injections sous-conjonctivales de sels mercuriaux selon les formes usuelles.

Ainsi se trouve justifiée l'importance des symptômes oculaires au point de vue thérapeutique. Nous avons vu au cours des chapitres précédents leur valeur au point de vue du diagnostic et du pronostic.

OBSERVATIONS

Des 35 observations absolument personnelles qui suivent :

Les 10 premières appartiennent à la période de début de la P. G ;

Les 10 suivantes (XI-XX), à la période d'état ;

Les 10 autres (XXI-XXX), à la période démentielle terminale ;

Les 5 dernières à des paralytiques généraux en état de rémission.

Elles ont été prises sous la direction et le contrôle du docteur A. Rodiet, médecin-adjoint de l'Asile d'aliénés de Montdevergues, et du docteur Pansier, médecin oculiste à Avignon :

1° Dans le service du docteur Pichenot, médecin en chef de l'Asile de Montdevergues ;

2° Dans le service du docteur Rey, médecin en chef de l'Asile St-Pierre, à Marseille.

Observation I

(Service de M. le docteur Pichenot)

Fab... Félicie, divorcée, 44 ans, conduite à l'asile le 10 décembre 1904, pour des actes de violence et de « l'excitation sexuelle » ; elle avoue des excès alcooliques récents. Elle a de la zoopsie, des crampes dans les mollets, du tremblement des mains et de la langue, des troubles de la parole. Toutefois les réflexes sont normaux, les pupilles égales ; la sensibilité est normale. La mémoire est très affaiblie. P. G. au début confirmée par la ponction lombaire : cytodiagnostic positif.

Examen oculaire : troubles pupillaires significatifs (Thèse du docteur Nadal) (1).

15 juillet 1905. — Examen ophtalmoscopique : Nous avons affaire ici à un fond d'œil alcoolique. La pupille a perdu son éclat brillant et son coloris habituel ; elle est devenue légèrement grisâtre. L'excavation physiologique est nettement visible au centre.

Tout autour de la pupille se voit un cercle rougeâtre et plus foncé que le reste de la rétine. Les vaisseaux ont participé au processus névritique ; les veines sont volumineuses et dilatées par la stase sanguine. Les artères sont très réduites dans leur volume et filiformes. Ces lésions sont moins accusées à l'œil droit qu'à l'œil gauche, dont la pupille est plus blanche et légèrement saillante. Cette dernière papille présente du reste une ligne de coloration noirâtre intra-papillaire, incurvée et peu distante du bord temporal, déterminant ainsi deux segments très inégaux dans l'aire papillaire.

(1) Thèse de Montpellier, 1906.

Cette ligne est probablement constituée par un dépôt pigmentaire, car elle n'offre aucun relief. (Syphilis ?)

19 octobre. — Examen ophtalmoscopique : La privation d'alcool consécutive à l'internement a favorablement influencé les lésions du fond de l'œil. A droite, la papille est à peu près normale, bien qu'elle conserve encore une légère teinte grise, mais très atténuée et presque rose. Les veines sont moins dilatées, les artères restent de faible calibre. A gauche, la papille est toujours pâle et légèrement proéminente : la ligne pigmentée constatée le 15 juillet a conservé tous ses caractères, mais elle n'a rien de pathologique et doit très probablement être rapportée à une disposition anormale de l'anneau choroïdien péripapillaire. Les vaisseaux présentent les mêmes caractères que de l'autre côté. Ce léger degré de neuro-rétinite interstitielle diffuse ayant persisté après la privation d'alcool, nous croyons pouvoir le rattacher à la P. G.

Observation II

(Service de M. le docteur Pichenot)

Griot... Rose, 30 ans, ménagère, est conduite à l'asile pour des accès de violence ; signes classiques d'intoxication alcoolique d'ailleurs avouée. P. G. au début avec lymphocytose rachidienne.

Le 1er juillet 1905 (trois mois après l'entrée). — Examen ophtalmoscopique. : L'existence des leucomes cornéens rend l'examen difficile. Les papilles sont grisâtres, mais se détachent assez nettement sur la rétine ; il semblerait que cet aspect doive être attribué aux troubles de réfraction que nous venons de signaler. Seuls, les vaisseaux paraissent légèrement avoir augmenté de volume. En somme, fond d'œil à peu près normal, avec légère congestion veineuse.

19 octobre 1905. — Examen du fond de l'œil : il n'y a pas de changement appréciable du fond de l'œil depuis le premier examen.

Observation III

(Service de M. le docteur Pichenot)

Ve... Henri, 45 ans, propriétaire, a fait des excès vénériens et alcooliques ; syphilis ayant provoqué en 1895 une neuro-rétinite soignée par le docteur Pansier, et qui s'est bien améliorée sous l'influence du traitement spécifique. Actuellement, il présente les symptômes d'une P. G. au début (la ponction lombaire a confirmé le diagnostic), à forme dépressive.

12 août 1905. — Examen ophtalmoscopique. On ne constate plus qu'un très léger degré de dégénérescence de la rétine. Cette membrane est décolorée ; elle a pris une teinte jaune légèrement terne, avec quelques pigmentations peu intenses et peu étendues groupées sous forme de marbrures. Elle se confond avec la papille qui est mal délimitée et en proie à un processus inflammatoire subaigu : nous avons de la névrite, mais légère. La papille a certainement un contour indécis, mais elle est à peine saillante, bien que présentant un aspect sale et strié caractéristique. Des traces de congestion ne sont bien appréciables ni sur la papille, ni à l'examen des vaisseaux, qui ont un calibre sensiblement normal et ne laissent voir sur leur trajet aucune trace de lésion syphilitique.

En somme, reliquats dégénératifs d'un processus qui a été

peu intense et probablement arrêté dans son évolution par le traitement spécifique. Névrite optique due à l'affection paralytique.

6 septembre 1905. — Mêmes lésions du fond de l'œil.

Observation IV

(Service de M. le docteur Pichenot)

Be... Emile, 42 ans, employé de chemin de fer (antécédents alcooliques très nets), présente un syndrome de P. G. au début ; l'examen cytologique du liquide céphalo-rachidien confirme ce diagnostic.

5 mai 1905. — Examen ophtalmoscopique : Le fond des deux yeux apparaît sensiblement normal. Toutefois les vaisseaux présentent une légère dilatation de leur calibre et des sinuosités peu accusées dans leur trajet.

12 août 1905. — L'œil droit est le siège d'une névrite optique peu intense : les contours pupillaires sont flous, le champ papillaire peu proéminent, les vaisseaux moyennement dilatés. Dans l'œil gauche les lésions sont plus avancées, il y a presque de l'atrophie, la pupille est aplatie, ses bords plus nets et sa teinte blanc sale. Les vaisseaux paraissent plus minces que normalement.

10 octobre 1905. — L'examen ophtalmoscopique dénote de la névrite atrophique certaine du côté droit : la papille, assez mal limitée, offre une teinte lavée ; les vaisseaux sont rétrécis. A gauche, l'atrophie ne saurait faire de doute. Le champ papillaire est diminué dans sa surface, il paraît aplati

et a une coloration blanc-grisâtre. Les vaisseaux sont filiformes.

Dans cette observation la dilatation pathologique des vaisseaux, constatée le 5 mai 1905, permettait déjà de prévoir le processus névritique qui s'est affirmé par la suite.

Observation V

(Service de M. le docteur Rey)

To... Lucien, 41 ans, plombier-zingueur, est un alcoolique avéré qui a présenté des accidents saturnins à deux reprises; la syphilis est peu probable ; syndrome paralytique général confirmé par le cytodiagnostic du liquide céphalo-rachidien.

4 février 1905. — L'examen du fond de l'œil confirme le diagnostic d'amblyopie toxique (alcool et plomb).

Léger degré de neuro-rétinite à droite : la papille, œdématiée, est gris sale avec un contour difficile à saisir.

La rétine présente une teinte sombre et des vaisseaux dilatés. Petite tache hémorragique dans la région maculaire.

A gauche, l'hyperhémie neuro-rétinienne est moindre : avec des vaisseaux de volume ordinaire, la papille se présente plus nette et moins proéminente, son bord temporal seul est flou et sa moitié correspondante décolorée, d'une teinte blanc terne.

10 avril 1905. — Dans l'œil droit la congestion papillo-rétinienne a fait place à des lésions qu'il est assez difficile d'interpréter en raison de leur peu d'intensité : la papille est redevenue presque normale, un peu plus blanchâtre toutefois qu'à l'état ordinaire, et les vaisseaux, très peu rétrécis dans leur calibre, peuvent faire songer à une évolution atrophique.

Pour l'œil gauche il n'est pas possible de relever quoi que ce soit de pathologique. Fond d'œil normal.

4 novembre 1905. — L'examen ophtalmoscopique révèle une névrite atrophique des deux yeux, avec au début des caractères inflammatoires plus marqués en faveur de l'œil gauche.

La papille droite est dilatée, lavée et blanchâtre, quoique bien délimitée, avec des vaisseaux rétiniens petits. Dans la région maculaire, une petite tache hémorragique, rouge dans les 2/3 de sa surface, jaune dans l'autre 1/3.

Du côté gauche, légère congestion de la papille, dont le bord interne est flou et la surface gris terne et striée surtout dans sa moitié interne. Les veines sont plus volumineuses qu'à droite, les artères sont filiformes.

A remarquer dans cette observation : 1° la régression sous l'influence de l'internement (et par suite de la privation de l'agent toxique) des phénomènes d'amblyopie ; 2° le retour toutefois des accidents névritiques du fond de l'œil et leur localisation différente, ce qui semble indiquer qu'un nouveau processus inflammatoire, attribuable à la P. G., est venu remplacer le premier franchement toxique (alcool et plomb).

Observation VI

Pilipp... Jean, 33 ans, gendarme, alcoolique avéré, présente un sydrome de paralysie générale, une décoloration de la moitié temporale de la papille, qui, dans cette région, a pris une teinte lavée, blanchâtre. Les vaisseaux sont sinueux, avec des varicosités par places ; dans les autres points de leur parcours ils ont leur diamètre légèrement rétréci.

En somme, névrite atrophique partielle bilatérale, à localisation temporale comme dans les amblyopies toxiques.

11 juillet 1905. — L'examen ophtalmoscopique ne révèle aucune modification du fond de l'œil.

5 novembre 1905. — L'examen ophtalmoscopique nous révèle de la névrite atrophique de la moitié temporale de la papille pour l'œil droit, dont les vaisseaux rétiniens sont rétrécis et variqueux. L'œil gauche est atteint dans la totalité de la papille ; névrite atrophique totale. Artères filiformes, veines un peu dilatées.

Observation VII

(Service de M. le docteur Rey)

Gig... Joseph, 45 ans, colonial, a eu la syphilis en 1895 (traité par des injections mercurielles), a commis de nombreux excès vénériens mais nie tout excès alcoolique. Il a eu la typhoïde en 1880 et un ictus épileptiforme en janvier 1905. Diagnostic de paralysie générale au début confirmé par l'examen du liquide céphalo-rachidien.

12 juillet 1905. — Examen ophtalmoscopique :

Œil droit. — Papille lavée, pâle, les limites sont assez nettes ; les vaisseaux, sans être filiformes, sont rétrécis légèrement. A notre sens, c'est là un léger degré de névrite atrophique.

Œil gauche. — Processus atrophique plus avancé ; la papille, qui a pris une teinte crayeuse, présente un contour indécis dans son segment inférieur. Les vaisseaux sont plus petits que dans l'œil droit.

10 octobre 1905. — Au point de vue ophtalmoscopique, il n'y a pas de changement appréciable dans l'état du fond de l'œil. A droite, névrite atrophique un peu plus prononcée peut-être. A gauche, névrite atrophique très accen...ée et voisine de l'atrophie proprement dite.

Le malade, en pleine rémission, est rendu à sa famille, et nous devons noter la persistance des lésions du fond de l'œil en dépit de l'apparente guérison du malade.

Observation VIII

(Service de M. le docteur Rey)

Nag... Bernard, 48 ans, choriste de théâtre, entre à l'asile avec des symptômes de P. G. tout à fait au début; ni alcoolisme, ni syphilis ne peuvent être relevés dans les antécédents. Cytodiagnostic positif du liquide céphalo-rachidien.

10 juillet 1905. — L'examen du fond de l'œil ne dénonce que des lésions minimes. Des deux côtés, papille un peu blanche. Pigmentation des espaces choroïdiens intervasculaires. Vaisseaux rétiniens normaux.

15 octobre 1905. — L'examen ophtalmoscopique est simplement négatif dans la recherche des troubles pathologiques. Fond d'œil normal avec papille très légèrement décolorée.

Observation IX

(Service de M. le docteur Pichenot)

Luc... Louis, 35 ans, présente à son arrivée à l'asile des

sympômes de P. G. au début : l'examen du liquide céphalo-rachidien confirme ce diagnostic.

10 juillet 1905. — L'examen ophtalmoscopique révèle des lésions très appréciables des deux yeux.

A droite, nous constatons de la névrite optique avec des caractères inflammatoires très aigus : la papille fortement saillante est rouge-jaunâtre, avec un aspect terreux, ses contours fondus ne peuvent être suivis. Les vaisseaux, fortement distendus et sinueux, ont certaines portions de leur trajet caché par des exsudats inflammatoires au niveau de la papille. La rétine participe à ce processus dans ses régions voisines.

A gauche, mêmes lésions, toutefois l'infiltration sanguine est moins étendue : les vaisseaux toujours congestionnés sont visibles sur toute l'étendue de leur trajet.

5 novembre 1905. — L'examen du fond de l'œil donne des résultats identiques à ceux du mois de juillet. Les lésions primitivement constatées sont restées stationnaires, à cette seule différence près, que les troubles vasculaires sont moins intenses et qu'on aperçoit dans la région maculaire de l'œil droit une tache blanche dégénérative (bien que l'examen urologique n'ait décélé ni sucre ni albumine).

A noter l'intégrité fonctionnelle de la vision, en contradiction avec des lésions aiguës du fond de l'œil, qui en sont même arrivées dans la région maculaire droite jusqu'au stade d'atrophie blanche.

Observation X

(Service de M. le docteur Rey)

Goun... Thomas, 45 ans, voyageur de commerce, a fait de nombreux excès alcooliques ; présente les symptômes classiques de la P. G. au début, confirmée par l'examen du liquide céphalo-rachidien.

10 juillet 1905. — L'examen du fond de l'œil ne présente rien de bien particulier. Légère congestion veineuse, papille légèrement décolorée et mal délimitée dans le segment temporal. Excavation physiologique bien marquée. En somme, œil à peu près normal d'un intoxiqué (alcool).

5 novembre 1905. — L'examen ophtalmoscopique ne laisse place à aucun doute : pour les deux yeux, névrite optique avec des caractères inflammatoires très aigus. La papille n'est plus reconnaissable qu'à l'origine des vaisseaux rétiniens. Elle présente une teinte sale, légèrement verdâtre et rougeâtre à la fois, un aspect strié et rayonné ; elle est fortement proéminente, et par une pente insensible gagne la rétine très hyperhémiée, elle aussi.

Les vaisseaux sont très dilatés et flexueux, invisibles par endroits au niveau de la papille qui est le siège de nombreux exsudats.

A noter l'apparition un peu tardive des accidents du fond de l'œil qui semblerait indiquer que les symptômes ophtalmoscopiques ne s'installent qu'au début de la période d'état.

Observation XI

(Service du docteur Rey)

Laj... Gustave, 43 ans, a commis de nombreux excès alcooliques et vénériens ; il a eu très probablement la syphilis.

Il présente actuellement, le 12 juillet 1905, les symptômes classiques de la P. G. à la période d'état ; le cytodiagnostic du liquide céphalo-rachidien est positif.

12 juillet 1905. — L'examen du fond de l'œil permet de voir l'atrophie grise des deux yeux ; les papilles sont rétrécies dans leurs dimensions, elles sont aplaties et ont pris une teinte uniformément crayeuse, légèrement grisâtre. Les vaisseaux sont petits, sauf quelques veines de l'œil gauche qui sont légèrement augmentées de volume.

23 septembre 1905. — L'examen ophtalmoscopique révèle les mêmes lésions atrophiques que la première fois, avec quelques varicosités dans deux veines de l'œil droit.

Observation XII

(Service de M. le docteur Pichenot)

Boud... Jules, 34 ans, comptable. Il présente, en même temps que les troubles d'intoxication éthylique, des symptômes très nets de P. G. Le cytodiagnostic du liquide céphalo-rachidien est des plus positifs.

30 mai 1905. — L'examen du fond de l'œil fait voir une neurorétinite intense des deux côtés. Papille proéminente, d'un gris verdâtre sale, avec un contour indistinct et des vaisseaux rétiniens fortement hyperhémiés. L'œil gauche présente des phénomènes un peu plus intenses.

L'œil droit, en dépit de ces lésions de névrite, laisse voir un staphylome interne.

12 août 1905. — L'examen ophtalmoscopique pratiqué pour la deuxième fois ne dénote pas de changement sensible. Les phénomènes névritiques et vasculaires sont aussi intenses ; cependant les deux yeux participent également au pro-

cessus inflammatoire, si bien que le staphylome de l'œil droit n'est plus nettement visible.

5 novembre 1905. — L'examen ophtalmoscopique ne nous permet pas de noter le moindre changement dans les lésions du fond de l'œil, sinon la réapparition du staphylome qui est en rapport avec la myopie du sujet. La durée des phénomènes inflammatoires également intenses notés à chaque examen du fond de l'œil semble se prolonger, alors que ces lésions eussent dû évoluer plus rapidement vers un état subaigu ou chronique. Très probablement, par l'effet du hasard, nos examens ont coïncidé avec des poussées congestives si fréquentes au cours de la P. G.

Observation XIII

(Service de M. le docteur Pichenot)

Mell... Antoine, 39 ans, armurier, présente à son arrivée à l'asile des signes très nets de paralysie générale à la période d'état. Deux ponctions lombaires pratiquées à 6 mois d'intervalle apprirent l'exactitude du diagnostic.

6 août 1905. — L'examen du fond de l'œil dénote de la névrite atrophique peu marquée aux deux yeux. Congestion papillaire peu intense dans le segment nasal surtout : moins bien délimité, le segment externe est blanchâtre, à contours très net. Les veines sont augmentées de volume, les artères sont d'un calibre normal. L'éclairage oblique nous montre un cristallin et une cornée normaux. Si on tient compte de l'hypermétropie qui est de + 3 dioptries pour chaque œil, nous devons corriger comme il suit : veines légèrement congestionnées ; artères rétrécies.

10 novembre 1905. — L'examen du fond de l'œil nous révèle les mêmes lésions que celui pratiqué en août, à cela près cependant que la congestion veineuse est plus intense et les exsudats papillaires plus opaques sur le bord nasal.

Observation XIV

(Service de M. le docteur Pichenot)

Sal... Joseph, 41 ans, cultivateur, entre à l'asile le 15 mai 1905. C'est un syphilitique avéré, ayant commis quelques excès alcooliques. Il présente des symptômes assez nets de paralysie générale à la période d'état : idées de satisfaction, exagération des réflexes, affaiblissement intellectuel et paresse pupillaire. La ponction lombaire confirme le diagnostic de P. G.

22 juin 1905. — L'examen du fond de l'œil dénote un léger degré de névrite optique. Les deux pupilles deviennent blanc terne, leurs limites sont peu nettes et imprécises. Les vaisseaux sont légèrement volumineux.

13 août 1905. — L'examen ophtalmoscopique fait voir pour l'œil droit une papille saillante dont il est impossible d'apprécier la forme et les dimensions. La teinte en est grisâtre. Les vaisseaux sont devenus volumineux. Dans l'œil gauche, phénomènes identiques, peut-être un peu moins accusés. En résumé, névrite optique des deux yeux.

Observation XV

(Service de M. le docteur Rey)

Ded..., Jean, 33 ans, alcoolique avéré et probablement

syphilitique, entre à l'asile le 12 avril 1905, avec les symptômes de la P. G. à la période d'état ; l'examen du liquide céphalo-rachidien confirme ce diagnostic.

L'examen du fond de l'œil nous montre de la névrite atrophique nette de chacun des yeux. Chaque papille blanche, décolorée et aplatie, présente un contour indécis, sur le bord supérieur dans l'œil droit, sur tout le bord externe dans l'œil gauche. Les veines sont à peu près normales mais les artères sont fort amincies.

25 juin 1905. — L'examen du fond de l'œil permet d'apercevoir les lésions constatées à l'aide de l'ophtalmoscope deux mois auparavant.

15 septembre 1905. — Examen du fond de l'œil. Nous constatons ici de l'atrophie papillaire blanche. La papille, d'un blanc uniforme, presque nacrée, aplatie, est devenue petite ; les vaisseaux rétiniens sont considérablement diminués de volume, presque filiformes.

A noter une névrite atrophique des deux yeux, qui évolue rapidement vers l'atrophie blanche, suivant une évolution parallèle à celle des autres troubles physiques et psychiques.

Observation XVI

(Service de M. le docteur Roy)

Gi..., Barthélemy, 36 ans, aurait eu la syphilis ; tableau de la P. G. à la période d'état complété par un cytodiagnostic positif du liquide céphalo-rachidien.

12 juillet 1905. — Examen du fond de l'œil.

OEil droit. — Atrophie grise de la papille et processus

dégénératif de la rétine qui est décolorée, blanchâtre. Les vaisseaux sont rétrécis.

Œil gauche. — Mêmes lésions, la rétine a cependant conservé un aspect à peu près normal.

5 novembre 1905. — A l'aide de l'ophtalmoscope on constate de l'atrophie grise des deux yeux. De chaque côté la rétine est décolorée et la papille, de petite dimension, aplatie, crayeuse. Les vaisseaux sont filiformes.

Observation XVII

(Service de M. le docteur Pichenot)

Bo..., Emile, 36 ans, peintre, a eu la syphilis à l'âge de 23 ans ; présente à son entrée à l'asile tous les symptômes de la P. G. à la période d'état. L'examen du liquide céphalo-rachidien pratiqué le 24 mai 1905, montre un cytodiagnostic positif de P. G.

20 mai 1905. – L'examen du fond de l'œil ne révèle que des lésions minimes ; très léger degré de névrite atrophique. Les deux papilles, peut-être mois rosées qu'à l'état ordinaire, présentent un contour indécis, la droite sur son bord supérieur, la gauche du côté temporal. La rétine a un aspect normal. Les vaisseaux normaux à droite sont augmentés de volume à gauche (nous verrons un peu plus loin que cela doit être attribué à un trouble de réfraction et n'a rien de pathologique). En somme, fond d'œil à peu près normal.

12 juillet 1905. — A l'aide de l'ophtalmoscope on retrouve les mêmes lésions qui avaient été observées lors du précédent examen.

24 octobre 1905. — L'examen ophtalmoscopique n'est pas

plus concluant que le premier ; lésions à peine appréciables des deux yeux. La papille droite est sensiblement normale. La gauche, seule, est mal délimitée du côté temporal, où son contour n'est pas bien marqué.

A remarquer l'absence à peu près complète de lésions à une période assez avancée chez un syphilitique qui, de par sa profession, a dû en outre être en proie à des causes d'intoxications multiples.

Observation XVIII

(Service de M. le docteur Roy)

Roy... Adrien, 36 ans, capitaine d'artillerie, présente les symptômes d'une paralysie générale avancée dont les débuts remonteraient à février 1902. Syphilitique avéré, il a été traité au Val-de-Grâce par des injections mercurielles. Cytodiagnostic positif du liquide céphalo-rachidien.

10 mai 1905. — L'examen du fond de l'œil permet de noter une neuro-rétinite des deux yeux à tendance atrophique. Les papilles sont peu saillantes, mais voilées d'une teinte gris sale et à bords peu nets. Ce contour néanmoins se précise dans la région externe de la papille droite. Les vaisseaux ne présentent pas d'infiltration sanguine ; les veines à peu près normales, les artères plutôt rétrécies. La rétine est congestionné autour de la pupille.

12 juillet 1905. — L'examen du fond de l'œil est pratiqué au même moment. L'œil droit nous montre une atrophie grise du nerf optique, avec des vaisseaux rétrécis. A l'œil gauche, on retrouve à la fois des caractères de névrite et d'atrophie. Le contour papillaire est flou du côté interne,

mais la papille est aplatie, crayeuse et les vaisseaux sont petits. L'œdème rétinien péripapillaire a disparu.

A retenir des lésions de neuro-rétinite qui en arrivent très rapidement au stade d'atrophie grise.

Observation XIX

(Service de M. le docteur Pichenot)

L... François, 44 ans, alcoolique invétéré, entre à l'asile le 9 juillet 1905, aurait eu la syphilis à l'âge de 22 ans.

P. G. à la deuxième période ; cytodiagnostic positif.

4 août 1905. — L'examen ophtalmoscopique nous montre, dans l'œil droit, de la névrite atrophique assez avancée : la papille, pâle, décoloré, montre des bords peu nets, avec diminution du champ papillaire. Les veines sont volumineuses, les artères petites.

Dans l'œil gauche les phénomènes n'ont plus guère de progrès à effectuer ; l'atrophie grise s'annonce très prochaine. La papille est rétrécie dans son diamètre, aplatie, et se teinte légèrement de gris. Les vaisseaux sont petits, les artères filiformes.

10 octobre 1905. — Névrite atrophique de l'œil droit. Apaisement des phénomènes phlegmasiques : les exsudats se sont résorbés, le contour papillaire est plus net, les veines volumineuses, les artères très rétrécies.

Atrophie grise bien nette de l'œil gauche.

A retenir la marche progressive des phénomènes névritiques de l'œil droit et atrophiques de l'œil gauche.

Observation XX

(Service de M. le docteur Pichenot)

Gab... Julie, 35 ans, ménagère, est conduite à l'asile par la police. On n'a aucun renseignement sur ses antécédents personnels ou héréditaires. Tableau de la P. G. à la deuxième période, renforcé par le résultat positif du cytodiagnostic.

22 juin 1905. — Les lésions du fond de l'œil sont peu accentuées. Des deux côtés on constate une névrite atrophique peu avancée. Les deux papilles sont étalées, avec un contour assez précis, sauf du côté temporal où il est légèrement estompé.

L'excavation physiologique, très blanche, se détache sur le fond de l'aire papillaire qui présente une teinte blanc-rosé, mais atténuée, comme lavée et un peu terne. Les veines apparaissent injectées, d'un calibre légèrement augmenté.

Les artères sont normales. La rétine nous montre sous forme de marbrures une pigmentation qui n'a rien de pathologipue.

12 septembre 1905. — Examen ophtalmoscopique montre des lésions du fond de l'œil en tous points identiques à celles qu'on avait déjà constatées antérieurement.

Observation XXI

(Service de M. le docteur Pichenot)

Clap... Rosa, 49 ans, présente à son entrée les symptômes

manifestes de la P. G. à la troisième période. Le diagnostic est confirmé par la ponction lombaire.

30 avril 1905. — Examen ophtalmoscopique.

OEil droit. — La papille revêt un aspect blanchâtre et lavé. Elle se détache nettement, sans liséré périphérique, sur la rétine qui est décolorée et a pris une teinte jaunâtre. L'excavation physiologique a disparu. Les vaisseaux, qui ont perdu leur calibre normal, sont devenus presque filiformes. En résumé, nous avons affaire à une névrite qui s'achemine vers l'atrophie.

OEil gauche. — Ici les lésions sont bien plus avancées ; il est à noter que les milieux réfrigérents ont perdu leur transparence.

Cependant, on aperçoit la papille, qui présente un cercle intra-papillaire de couleur marron-grisâtre. Les vaisseaux ont le même aspect que dans l'œil droit. Le processus névritique est arrivé, en somme, à son dernier stade : l'atrophie est à peu près complète.

17 juin 1905. — L'examen du fond de l'œil révèle les mêmes lésions observées antérieurement.

Observation XXII

(Service de M. le docteur Pichenot)

Aig... Fernand, 41 ans, cochier, a contracté la syphilis au Tonkin et a fait de nombreux excès alcooliques, principalement avec de l'absinthe. Le cytodiagnostic, après ponction lombaire, est nettement positif et complète le tableau du paralytique général à la troisième période que présente le malade. — Tabes associé : incoordination habituelle.

23 juin 1905. — Examen ophtalmoscopique : L'œil droit nous montre une simple décoloration de la papille, qui se détache nettement sur le fond de la rétine. Pas de trouble vasculaire appréciable.

L'œil gauche est plus sérieusement atteint ; la papille apparaît légèrement excavée, avec, très visibles, les petits points de la lame criblée. Légère constriction artérielle. En somme, dans les deux yeux, processus atrophique, peu avancé à droite, plus marqué à gauche.

8 novembre. — On observe les mêmes déformations pupillaires. Mais les troubles fonctionnels se sont accentués. L'ophtalmoplégie interne est complète. On constate l'abolition de tous les réflexes pupillaires : à la lumière (direct et consensuel), à l'accommodation, à la convergence, à la douleur.

L'examen du fond de l'œil donne lieu aux constatations suivantes : lésions de névrite optique pour l'œil droit. La papille est devenue gris sale, les contours en sont flous et peu nets. Les veines sont très volumineuses.

L'œil gauche, lui aussi, est le siège d'un processus névritique assez intense, comme en témoignent la proéminence et la couleur gris sale de la papille, en même temps que la congestion vasculaire.

En résumé : nous venons de constater les lésions névritiques de la P. G. déjà notées dans les autres observations, aux lieu et place des lésions tabétiques signalées lors du premier examen.

Observation XXIII

(Service de M. le docteur Rey)

Pasc... Adolphe, 31 ans, syphilitique probable, a commis

de nombreux excès alcooliques. Il présente au moment de son entrée des signes très nets de P. G. à la troisième période ; la ponction lombaire vient à deux reprises confirmer ce diagnostic.

Examen du fond de l'œil. — Des deux côtés, la papille est en voie de régression et dans un état voisin de l'atrophie. Elle conserve encore une teinte faiblement rosée, un peu décolorée, mais le champ papillaire est aplati et rétréci. Les veines sont volumineuses, les artères petites.

12 juin 1905. — L'examen ophtalmoscopique montre peu de modifications dans les lésions du fond de l'œil dont l'état a été signalé lors du précédent examen.

25 octobre 1905. — L'état du fond de l'œil ne s'est pas modifié sensiblement depuis le dernier examen ; seule, la pâleur papillaire qui s'est encore accentuée indique la marche progressive vers l'atrophie.

Observation XXIV

(Service de M. le docteur Rey)

Land... César, 38 ans, a eu la syphilis il y a dix ans et n'a fait aucun traitement sérieux. Présente à l'heure actuelle une P. G. très avancée avec quelques symptômes tabétiformes. Le cytodiagnostic du liquide céphalo-rachidien est positif.

L'examen du fond de l'œil ne permet de constater que des lésions minimes : la pupille est décolorée, moins rosée qu'à l'état normal ; elle est étalée, presque plate, sans reflets, avec excavation physiologique visible. Les vaisseaux sont normaux.

12 juillet 1905. — Un deuxième examen ophtalmoscopique

vient confirmer le premier. Il n'est guère possible de dire si on a affaire à un fond d'œil normal ou pathologique ; en tout cas, s'il y a des lésions, elles sont bien peu accentuées.

Observation XXV

(Service de M. le docteur Pichenot)

Aud... Louis, a commis des excès alcooliques et vénériens nombreux ; il a eu probablement la syphilis à la caserne. Il présente au moment de son entrée des signes de rapportant à la fois au tabes et à la P. G. La ponction lombaire, pratiquée le 14 avril 1905, confirme le diagnostic de processus méningé chronique.

12 juillet 1905. — A l'aide de l'ophtalmoscope on voit un début de névrite optique, très léger œdème papillaire, avec des vaisseaux énormes et flexueux. A l'œil gauche ces phénomènes paraissent moins intenses.

15 octobre 1905. — Les lésions du fond de l'œil ont progressé. La papille prend dans les deux yeux une teinte grisâtre, l'œdème a disparu, et le champ visuel s'est aplati. Les veines sont restées volumineuses, mais les artères se sont rétrécies. En somme, pour les deux yeux et à peu près également, atrophie grise prochaine.

A noter la progression des lésions du fond de l'œil malgré que l'état général du malade semble rester stationnaire. En trois mois, se réalise une atrophie grise à peu près définitive.

Observation XXVI

(Service de M. le docteur Pichenot)

Dur... Marie, femme C... 40 ans, ménagère, présente à son entrée à l'asile les symptômes physiques et psychiques de la P. G. Examen du liquide céphalo-rachidien positif; P. G. troisième période.

11 juin 1905. — On observe à l'aide de l'ophtalmoscope des lésions de névrite au début.

Œil droit. — La papille commence à prendre l'aspect terne caractéristique. Le bord nasal s'estompe et se confond presque avec les parties avoisinantes de la rétine qui sont légèrement hyperhémiées. Le côté temporal se détache encore nettement. Les vaisseaux sont gros, les veines plus volumineuses, les artères ont conservé un calibre assez considérable.

Œil gauche. — Les lésions sont plus avancées. La papille a un aspect lavé et une coloration jaunâtre. Du côté nasal on passe insensiblement à la coloration rouge de la rétine sans démarcation nette. Du côté temporal, le bord n'est déjà plus bien limité. Les vaisseaux sont très volumineux.

Dans les deux yeux l'excavation physiologique de la papille est encore visible avec ses caractères habituels.

2 octobre 1905. — Les lésions névritiques se sont accentuées. La papille droite a pris une teinte jaune sale; son bord nasal ne peut être discerné, son contour temporal tranche encore d'une façon assez nette sur la rétine. Les veines sont restées très volumineuses, mais les artères se sont rétrécies dans leur calibre et sont devenues filiformes, à peine visi-

bles. En somme, l'atrophie s'annonce prochaine. L'excavation physiologique est toujours visible.

A gauche, mêmes lésions, un peu plus accentuées cependant. On aperçoit toujours l'excavation physiologique.

Dans cette observation l'ophtalmoscope nous permet de suivre la progression des lésions. L'étude du fond de l'œil nous révèle dès le premier examen des symptômes de névrite tout à fait au début. Plus tard (le 2 octobre 1905), on observe les lésions caractéristiques de la névrite atrophique classique.

De plus, de l'absence de glucose et d'albumine constatée à plusieurs reprises dans les urines, nous pouvons conclure que les symptômes observés se rapportent aux progrès de la P. G. et ne sauraient être attribués à une neuro-rétinite albuminurique ou diabétique.

Observation XXVII

(Service de M. le docteur Rey)

Je..., Eugène, 46 ans, cultivateur, alcoolique avéré, présente en juin 1905 des symptômes très nets de P. G. à la troisième période. La ponction lombaire confirme ce diagnostic.

10 août 1905. — L'examen du fond de l'œil révèle de la pâleur papillaire. La papille est petite, arrondie, aplatie, sans excavation physiologique. Ectasie veineuse ; les artères sont diminuées de volume.

Bien que la papille n'ait pas l'aspect nacré dont parlent les auteurs, il serait peut-être légitime de songer ici à de l'atrophie blanche ou tout au moins à un état névritique très voisin de l'atrophie blanche.

25 octobre 1905. — L'examen du fond de l'œil ne nous dénonce aucun changement.

Observation XXVIII

(Service de M. le docteur Pichenot)

Camp..., Julie, 41 ans, présente à l'arrivée (25 février 1905) les symptômes classiques de la P. G. parvenue à la troisième période. Ce diagnostic est confirmé, le 29 avril 1905, par la ponction lombaire.

27 juin 1905. — Examen ophtalmoscopique : Aux deux yeux on trouve des lésions de névrite atrophique avancée, une papille blanche dont le contour se distingue nettement de la rétine et n'offre aucun liseré périphérique. Les vaisseaux sont à peu près normaux. Il faut noter pour l'œil gauche un degré plus avancé vers l'atrophie : la papille prend une teinte grisâtre.

6 octobre 1905. — Examen ophtalmoscopique : Depuis le dernier examen, les vaisseaux se sont légèrement rétrécis. L'atrophie s'accentue pour la papille droite, qui prend un aspect grisâtre, tandis que pour l'œil gauche les choses en sont restées à peu près au même point.

22 octobre 1905. — L'examen du fond de l'œil révèle des lésions de névrite grise très avancée aux deux yeux.

Observation XXIX

(Service de M. le docteur Rey)

De... Léon, 34 ans, cocher, a eu la syphilis il y a dix ans

et n'a suivi aucun traitement ; il présente des signes évidents de P. G. à la troisième période ; diagnostic confirmé d'ailleurs par la ponction lombaire.

L'examen du fond de l'œil permet la constatation d'une atrophie grise à gauche. Papille aplatie, restreinte, de couleur marron grisâtre. Artères petites, veines normales.

L'examen de l'œil droit est impossible par suite de l'impatience du sujet et aussi d'un trouble des milieux réfringents, qu'il ne nous a pas été possible de localiser.

5 novembre 1905. — Examen du fond de l'œil :

OEil droit, leucome cornéen diffus, qui rend l'examen difficile et toute description exacte impossible.

OEil gauche, mêmes lésions d'atrophie grise qu'au premier examen.

Observation XXX

(Service du docteur Pichenot)

Glor... Marie, 34 ans, ménagère, présente à son arrivée les signes d'une paralysie générale au début de la troisième période ; son mari a contracté la syphilis au régiment, mais elle-même n'a jamais observé de manifestations spécifiques. A eu un ictus en août 1903, dont il reste de l'hémiparésie gauche. Excès alcooliques avoués.

21 juin 1905.— Examen ophtalmoscopique : L'ophtalmoscope décèle dans l'œil droit des lésions de neuro-choroïdite en voie de régression et probablement d'origine syphilitique. La choroïde présente des zones blanc-grisâtre disséminées et entourées de pigment. Au devant de ces taches paraissent

les vaisseaux rétiniens qui sont plutôt volumineux. La papille paraît légèrement excavée et a un aspect sale.

Dans l'œil gauche, les lésions se restreignent à la papille qui est atteinte d'atrophie grise. Les vaisseaux sont rétrécis. Cette choroïdite unilatérale vient confirmer l'hypothèse de syphilis antérieure et nous engage à faire un nouveau traitement spécifique.

25 juillet 1905. — Nous avons fait une série de 12 injections intrafessières de 1 cent. cube de solution d'oxycyanure de mercure à 1/100, et, bien qu'on n'ait pas constaté de nouvel ictus, la malade a du ptosis de la paupière supérieure droite et des tremblements épileptoïdes de la main droite ; elle est, de plus, complètement gâteuse.

Examen du fond de l'œil. — La médication mercurielle paraît avoir amendé d'une façon très notable les lésions choroïdiennes de l'œil droit. Les plaques de choroïdite sont moins nombreuses ; les deux ou trois qui restent ont régressé ; elles ont pris une teinte blanchâtre ; il n'y a plus que de l'atrophie choroïdienne peu étendue.

Au contraire, du côté de la papille, les lésions ont progressé et en sont arrivées à leur stade terminal : l'atrophie grise.

Les vaisseaux ont diminué de volume et ont un calibre sensiblement normal.

Pour l'œil gauche, l'état est resté stationnaire ; atrophie grise et vaisseaux filiformes.

25 octobre 1905. — On constate les mêmes lésions du fond de l'œil qu'au cours des derniers examens.

Observation XXXI

(Service de M. le docteur Rey)

Dem... Gaston, 36 ans, courtier en blés, entre à l'asile

avec le diagnostic de P. G. à la deuxième période ; a eu la syphilis à 27 ans (aucun traitement sérieux). Le cytodiagnostic du liquide céphalo-rachidien est positif.

L'examen du fond de l'œil nous fait voir une papille à dimensions rétrécies, aplatie et dont la teinte est d'un blanc éclatant. Si l'on considère en outre que les vaisseaux rétiniens sont diminués de volume, on peut affirmer le diagnostic d'atrophie blanche.

10 juillet 1905. — L'examen du fond de l'œil nous montre que l'état noté au premier examen est définitif : atrophie blanche bilatérale.

Observation XXXII

(Service du docteur Pichenot)

Bo... Joseph, 30 ans, camionneur, n'a aucune hérédité, mais est personnellement un alcoolique et un syphilitique. Il est entré à l'asile avec des symptômes très nets de P. G. à la période de début. Cytodiagnostic positif du liquide céphalo-rachidien.

Deux mois après, en mars 1905, il va aussi bien que possible et tous les symptômes sont en régression. L'examen ophtalmoscopique nous permet cependant de constater des lésions qu'il faut rattacher à la paralysie générale. On voit notamment de la dilatation veineuse avec varicosités, un état névritique de la papille, qui est proéminente et congestionnée.

5 novembre 1905. — Une nouvelle période de rémission succède à une période où les symptômes de la P. G. se sont nettement affirmés (ictus, troubles des sphincters, troubles pupillaires) ; l'examen du fond de l'œil ne montre plus qu'une

papille pâle, lavée, avec des veines volumineuses et des artères rétrécies.

Observation XXXIII

(Service de M. le docteur Pichenot)

Flor... Adélaïde, 50 ans, entre à l'asile en juin 1904 avec le diagnostic de P. G. à la période d'état. L'examen du liquide céphalo-rachidien confirme le diagnostic clinique.

15 juin 1905. — Examen du fond de l'œil : L'œil droit est normal à cela près qu'il présente des lésions de scléro-choroïdite postérieure (provoquées sans doute par la myopie du sujet).

L'œil gauche au contraire qui est emmétrope fait soupçonner un processus de névrite tout à fait au début. En effet, le contour externe de la papille se distingue avec peine de la région rétinienne avoisinante. Il semblerait que la teinte de la papille devient terne. Les vaisseaux conservent cependant leur calibre ordinaire.

5 octobre 1905. — Le processus névritique s'est accusé, mais sa marche paraît être lente ; l'œil gauche nous présente des vaisseaux légèrement augmentés de volume. La papille se confond dans sa moitié temporale avec la rétine légèrement décolorée ; son excavation physiologique est à peine visible. L'œil droit qui est myope ne permet pas de faire un examen bien net, gêné que nous sommes par la scléro-choroïdite déjà signalée.

Observation XXXIV

(Service de M. le docteur Pichenot)

All... Jacques, 32 ans, syphilitique avec excès alcooliques. Paralysie générale confirmée par la ponction lombaire.

L'examen du fond de l'œil permet de noter un aspect flou de la papille avec bords indécis, des artères petites, des veines plus volumineuses qu'à l'état normal : en somme un état bien net de névrite atrophique avancée.

Le malade étant en rémission sort de l'asile.

Observation XXXV

(Service de M. le docteur Pichenot)

C... Louis, avocat, 30 ans ; surmenage intellectuel, excès alcooliques, et syphilis en 1897, traitée par de nombreuses injections et frictions mercurielles. Symptomatologie de la P. G. à la période d'état ; cytodiagnostic positif du liquide céphalo-rachidien.

2 juillet. — L'examen du fond de l'œil accuse un léger degré de congestion papillaire. La papille est un peu proéminente et fait, en avant de la rétine, une saillie bien marquée, surtout du côté interne, par un relief pigmenté, ombré, péripapillaire. La teinte n'est pas cependant devenue gris sale ;

elle est un peu terne. Les vaisseaux, très volumineux, sont flexueux.

La choroïde présente une pigmentation irrégulière, mais ne paraît avoir aucun rapport avec la P. G.

17 août 1905. — Le malade est en rémission. L'examen ophtalmoscopique nous montre une papille revenue à un état normal. Son relief est à peine sensible au-dessus de la rétine, et elle n'est plus saillante ; sa teinte est bleu-rosé ; l'excavation physiologique est nettement visible. Les vaisseaux cependant restent volumineux ; les flexuosités ont disparu. Il faut ajouter une phlébectasie avec point rétréci pour les veines inférieures de l'œil gauche.

20 octobre 1905. — A l'ophtalmoscope on fait les mêmes constatations qu'au mois d'août.

A noter dans cette observation que, à mesure que s'affirme la rémission, la congestion papillaire diminue, laissant toutefois subsister un peu d'hyperhémie veineuse et une phlébectasie à gauche.

BIBLIOGRAPHIE

GEORGET. — Paralysie musculaire chronique, 1820.

BAILLARGER. — Leçons sur les maladies mentales, 1846.

LASÈGUE. — Thèse d'agrégation, 1853.

GALEZOWSKI. — Union médicale, 1866.

VOISIN. — Union médicale, 1868.

— Traité de la paralysie générale.

MAGNAN. — Mémoires de la Société de biologie, 1868.

DROUET. — Pseudo-paralysie générale d'origine alcoolique. Ann. médico-psych., 1871.

NOYER. — American Journal of insane, 1872.

JEHN. — Allgemeine Zeitschrift für Psychiatrie, Bd. 30, 1874.

TEBALDI. — Rivista clinica, 1870.

CAMUSET. — Pseudo-paralysie générale d'origine alcoolique. Ann. médico-psych., 1871.

BAUMETZ. — Thèse d'agrégation, 1872.

MOBÈCHE. — Quelques considérations sur l'état des yeux dans la P. G. Annales méd.-psych., 1874.

BILLOT. — Annales d'oculistique, 1875.

RAOULT. — Thèse de Paris, 1877.

VINCENT. — Des phénomènes oculo-pupillaires de l'ataxie locomotrice et la P. G., 1877.

TARDY. — Essai sur les altérations des nerfs crâniens dans la P. G., 1877.

Fuerstner. — Arch. für Psychiatrie und nervenkrankheit, Bd. 8, Abth. 1, 1877 ; et Bd. 9 Abth. 3, 1878.

Dejerine. — Archives de physiologie, 76-377.

Gowers. — A manual and Atlas of medical ophtalmoscopy. London, 1879.

Roy. — Étude clinique du fond de l'œil dans la P. G. Paris, 1879.

Robin. — Thèse d'agrégation, 1880.

Nettleship. — Ophtalmic Hospital Record, vol. IX, p. 178, 1880.

Duterque. — Lésions ophtalmoscopiques dans la P. G. Ann. médico-psychol., 1882.

Hirschberg. — Neurolog. Centralbl., 1883.

Christian. — Troubles oculaires du début dans la P. G. Soc. de méd. pratique, 26 septembre 1883.

— Des difficultés que présente le diagnostic de la P. G. Ann. médico-psychol., 1884.

Peltesohn. — Centralbl. f. Praktitungenheilk, 1886.

Uhthoff. — Société d'ophtalm. d'Heidelberg. Compte rendu, 1883.

Siemerling. — Charité Annalen, 1886.

Galassi. — Bulletino delle Soc. Lane degli osped. di Roma, 1887.

Klein. — Wien. med. Presse, n° 3, 1897.

Blocq. — Migraine ophtalmique et paralysie générale. Arch. de neurologie, n° 2, 1888.

Wiglesworth. — Journal of mental science, 1889.

Ladame. — Congrès de psychiatrie. Paris, 1889.

Marie (A.). — Troubles oculaires dans la P.G. Thèse de Paris, 1890.

Krafft-Ebing. — Zeistchrift Illeman Heidelberg, 1890.

Gilbert-Ballet et Jocqs. — Progrès médical, juin 1893.

Vallon. — Pseudo-paralysie générale alcoolique et saturnine. Masson édit., 1894.

Briand, Anthèaume, Trénel. — Étude statistique des modifications de la réflectivité dans les différentes périodes de la P. G., Ann. médico-psychologiques, février 1894.

Munk. — Indications pour le diagnostic données par l'état de la pupille. The alienist and neurologist, 1895.

Nicoulrau. — Les causes de la P. G. Ann. médico-psycho, 1894.

Niel Jamson. — New-York american Journal of insane, 1895.

PEYRE. — Etude sur les hallucinations de la P. G. Thèse de Montpellier, 1896.

DAWSON et RAMBAUD. — The British med. Journal, 1898.

DUPAU. — Thèse de Paris. Du zona ophtalmique, 1898.

KÉRADAL. — Echo médical du Nord, avril 1898.

JOFFROY. — Diagnostic de la P. G. au début. Importance des phénomènes oculaires. Journ. de médecine et de chirurgie, 10 juin 1898.

KARPLUS. — Immobilité pupillaire dans l'hystérie. Jahrbüch psychiatrie, 1898.

PILTZ. — Du réflexe pupillaire psychique par évocation. Neur. central., juin 1899.

— Nouveaux signes pupillaires dans le tabes dorsal. Soc. de neurol., juillet 1900.

MIGNOT. — Thèse de Paris, 1900.

PICK. — Des inégalités pupillaires produites par l'action différente de l'éclairage direct et de l'éclairage indirect. Neurol. central., 1900.

RESENIKOW. — Des modifications du champ visuel chez les paralytiques généraux. Arch. de neurologie, juin 1902.

KÉRAVAL et RAVIART. — Congrès des médecins aliénistes. Grenoble, août 1902.

BABINSKI et VAQUEZ. — Soc. médicale des hôpitaux, 1902.

CAUDRON. — Le fond de l'œil chez les paralytiques généraux et ses lésions initiales Thèse Lille, 1902.

JOFFROY. — Symptômes oculaires dans la P. G. Soc. de neurologie, mars 1902.

SÉRIEUX et MASSELON. — Les troubles physiques chez les déments précoces. Ann. médico-psych., juin 1902.

KÉRAVAL et RAVIART. — Archives de neurologie, août 1903.

RAVIART et CAUDRON. — Troisième Congrès des médecins aliénistes et neurologistes. Bruxelles, 1903.

PICK. — Inversion expérimentale de l'inégalité pupillaire dans la P. G. Neurol. Centralblatt, 1904.

KÉRAVAL et DANJEAN. — L'état du fond de l'œil chez les P. G. Archives de neurologie, mars 1904.

DUPRÉ. — Article P. G. du Traité de pathologie mentale (Gilbert Ballet), édition 1903.

JOFFROY. — Des signes oculaires dans la P. G. Archives de neurol., mai 1904.

LÉRI. — Cécité et tabes. Thèse de Paris, 1904.

GALEZOWSKY (J.). — Le fond de l'œil dans les affections du système nerveux Thèse de Paris, juin 1904.

FÉRÉ (CH.). — Art. Paralysie générale du Traité de pathologie générale (Ch. Bouchard), 1904.

DÉJERINE. — Art. Séméiologie de l'appareil de la vision. Traité de pathologie générale (Ch. Bouchard), 1904.

BRUN et MORAX. — Art. Troubles de la vision. Traité de pathologie générale (Ch. Bouchard), 1904.

TOULOUSE et VURPAS. — De la réaction pupillaire prolongée comme signe précoce de la P. G. Journal de neurologie, 1904.

DIDE et ASSICOT. — Valeur séméiologique des troubles pupillaires dans les affections cérébro-spinales. Congrès de Rennes, 1905.

ROSCHTEWSKI. — Dangers de l'instillation d'atropine. Gaz. heb. soc. médic. Bordeaux, 1905.

MARANDON DE MONTYEL. — Le réflexe lumineux dans la paralysie générale. Ann. méd.-psych., 1905.

DUBOS. — Du diagnostic de la paralysie générale Thèse de Montpellier, 1905.

BLIN (G.). — Étude des manifestations oculaires de la démence précoce et considérations sur la pathogénie de cette maladie Thèse de Paris, 1905.

DUPUY-DUTEMPS. — Sur une forme spéciale d'atrophie de l'iris au cours du tabes et de la P. G. Ann. d'oculistique, septembre 1905.

MARCHAND. — Syphilis et P. G. Arch. de neurologie, octobre 1905.

MOSNY. — Réunion organisée au Trocadéro contre les accidents par la céruse, novembre 1905.

JUQUELIER. — L'internement des alcooliques atteints de délire subaigu. Clinique de Sainte-Anne, décembre 1905.

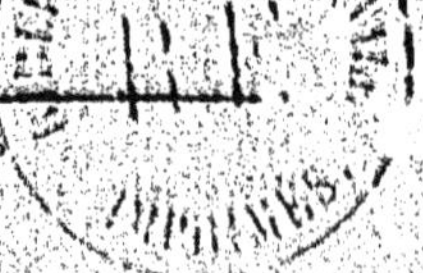

TABLE DES MATIÈRES

www.ingramcontent.com/pod-product-compliance
Ingram Content Group UK Ltd.
Pitfield, Milton Keynes, MK11 3LW, UK
UKHW020412230726
13925UKWH00004B/1386